536.
Paa.

(aus Prospectus)

APPLICATION DE LA GUTTA PERCHA

A LA CONFECTION DES DENTURES ARTIFICIELLES.

Monsieur et honoré Confrère,

Ayant apporté un perfectionnement notable à la confection des pièces de dents artificielles, j'ai l'honneur de vous adresser, à ce sujet, quelques explications; car les médecins sont chaque jour consultés par leurs clients sur le meilleur mode de remplacement des dents.

Jusqu'ici, on ne s'est servi, comme base, soit pour monter les fausses dents, soit pour simuler les gencives affaissées par suite de la chûte des dents, que de matières telles que l'or, l'argent, le platine, le palladium ou bien de substances animales, comme les os, l'ivoire, les défenses de l'hippopotame, du morse ou vache marine, ou bien encore de compositions minérales, telles que les pâtes de porcelaine composées, colorées par les oxcides métalliques et durcies par la cuisson dans des fourneaux spéciaux.

Les métaux ont l'inconvénient d'être lourds, durs, coupants et de blesser les gencives, en sorte qu'un grand nombre de personnes ne peuvent les supporter.

Les substances animales ne résistent pas longtemps à l'action dissolvante de la salive, qui les décompose, les nuance promptement en jaune sale, les ramolit et les corrode, de sorte que ces dentures primitivement trop blanches, prennent bientôt une couleur sombre très désagréable. Elles contractent, en outre, une odeur qui altère l'haleine et la rend repoussante, c'est le fait des dents dites *osanores*.

Les matières porcelainées ne sont pas dans ce cas, elles se conservent bien, mais elles ont l'inconvénient d'être pesantes, dures, cassantes, et le retrait qu'elles subissent au feu en rend l'ajustement difficile ou imparfait.

1851

J'ai donc cherché une substance qui fût exempte des inconvénients que je viens de signaler, et j'ai découvert que la *Gutta Percha* réunit toutes les conditions indispensables à la bonne confection des dentures artificielles.

En effet, cette substance peut être ramolie à une température d'environ cent degrés, ce qui permet de la mouler sur des modèles en plâtre, durcis par de la stéarine fondue.

On peut alors la sculpter au moyen d'instruments que l'on chauffe convenablement, et même l'estamper.

J'en forme des bases ou des fausses gencives ; car, pendant qu'elle est molle, j'y introduis des substances colorantes rosées, et j'y fixe des dents, soit minérales, soit naturelles, soit en hippopotame, que je fais adhérer très solidement par un mode de compression spécial.

Les pièces de fausses dents, confectionnées d'après ce procédé, ont l'avantage d'être légères, solides, inaltérables, inodores, un peu élastiques, et par conséquent très douces à la bouche ; elles sont donc d'un emploi beaucoup plus avantageux qu'aucunes de celles qui ont été mises en usage jusqu'ici.

Afin d'éviter que ce procédé ne soit dénaturé ou mal exécuté, je m'en suis réservé l'application par un brevet d'invention.

Agréez, Monsieur et honoré Confrère, l'hommage de ma parfaite considération,

Le Docteur DE LA BARRE,

MÉDECIN-DENTISTE DE L'HOSPICE DES ENFANTS-TROUVÉS ET ORPHELINS DE PARIS,

2, Rue de la Paix.

GUTTA-PERCHA

ET DE SON APPLICATION

AUX DENTURES ARTIFICIELLES.

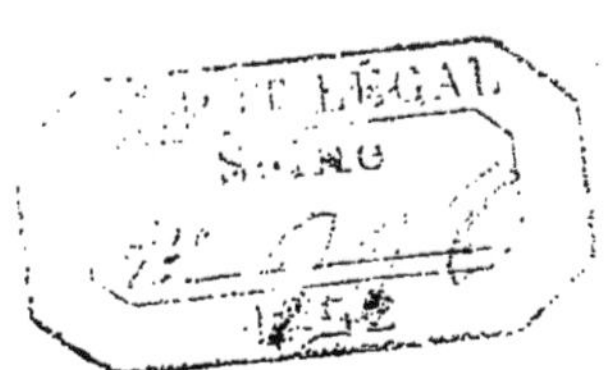

Paris. — Imprimerie de L. MARTINET, rue Mignon, 2.

DE LA

GUTTA-PERCHA

ET DE SON APPLICATION

AUX DENTURES ARTIFICIELLES

EN

REMPLACEMENT DES PLAQUES MÉTALLIQUES ET DES SUBSTANCES OSSEUSES CORRUPTIBLES.

PAR

M. A. DE LA BARRE fils,

Docteur en médecine,
médecin dentiste de l'hospice des Enfants-Trouvés et Orphelins de Paris,
des crèches et des écoles communales du 1er arrondissement,
du premier dispensaire, etc., etc.,

—

Avec planches sur bois.

—

PARIS,

VICTOR MASSON, LIBRAIRE-ÉDITEUR,
PLACE DE L'ÉCOLE-DE-MÉDECINE, 17,
ET CHEZ L'AUTEUR, 2, RUE DE LA PAIX.
1852.

A M. LE D^r DE LA BARRE PÈRE,

CHEVALIER DE LA LÉGION D'HONNEUR,
ANCIEN MÉDECIN DENTISTE DES ROIS LOUIS XVIII ET CHARLES X,
PROFESSEUR DES MALADIES DE LA BOUCHE
A L'ADMINISTRATION GÉNÉRALE DES HOPITAUX ET HOSPICES
CIVILS DE PARIS.

MON BON PÈRE,

C'est à toi que je dédie ce travail ; car, si j'aï fait aujourd'hui une découverte qui flatte à la fois ton amour paternel et ton humanité, je le dois au noble exemple de ta persévérance et à tes fécondes et lumineuses leçons.

En te priant d'agréer cet hommage, je ne fais que payer une dette bien légitime de reconnaissance et d'affection.

Ton respectueux fils,

LE D^r DE LA BARRE.

DE LA GUTTA-PERCHA

ET DE SON APPLICATION

AUX DENTURES ARTIFICIELLES.

CHAPITRE PREMIER.

Introduction. — Histoire naturelle de la Gutta-Percha, découverte de ce produit végétal, ses propriétés. — Purification de la Gutta-Percha. — Des usages actuels de la Gutta-Percha ; rôle qu'elle joue dans les arts, dans la médecine, dans l'industrie, dans l'économie domestique, etc.

Qu'est-ce que la Gutta-Percha ? Adressez cette question à un Anglais, vous aurez à l'instant la réponse. Bien que mise en lumière depuis sept ans à peine, la Gutta-Percha jouit déjà, de l'autre côté du détroit, de la popularité qui, chez cette nation éminemment pratique, s'attache à toutes les découvertes utiles. L'étendue, la variété, l'imprévu des propriétés déjà connues de cette substance singulière, méritaient au plus haut degré de fixer l'attention publique; l'Angleterre, avec cette intelligence et cet esprit d'initiative qui la caractérisent, s'est empressée de la mettre à l'épreuve. La Gutta-Percha s'applique déjà chez les Anglais à une multitude d'usages industriels ou domestiques, quand, nous autres Français, nous ne soupçonnons guère au delà de son nom. La science elle-même se tait en ce qui la concerne, et je ne sache pas qu'il y ait rien d'écrit dans notre langue, relativement à une substance si précieuse et si usuelle, hormis quelques articles incomplets et sans suite épars çà et là dans les journaux. C'est pour combler cette regrettable lacune, autant que peuvent me le permettre toutefois les bornes que je me suis imposées, que je crois devoir, avant d'aborder l'objet essentiel de cette notice, entrer dans quelques éclaircissements sur la découverte de la Gutta-Percha et sur ses applications diverses. Après ces explications qui offrent de l'intérêt à plus d'un titre, je passerai à la description des perfectionnements que je suis parvenu à introduire, à la faveur de cette substance, dans la fabrication des dentures artificielles.

Les documents dont j'ai fait usage sont puisés dans des publications anglaises et dans divers journaux scientifiques : je les ai corroborés ou complétés par mes expériences personnelles.

HISTOIRE NATURELLE DE LA GUTTA-PERCHA.

La Gutta-Percha est le produit d'un arbre forestier, nommé Percha, appartenant à la famille des sapotées; elle est originaire de Singapour. Le suc de ce végétal se recueille par le même procédé que le caoutchouc, c'est-à-dire en incisant l'écorce et en recevant le liquide qui en découle dans des jattes appropriées à cet usage. Ce suc, épaissi et solidifié par l'action du temps et de l'air, constitue la Gutta-Percha.

Comment la connaissance de cette substance se répandit-elle en Europe? Voici le récit qui a cours.

Un Anglais, le docteur Montgomery, aide-major à la résidence de Singapour, remarqua, par hasard, entre les mains d'un indigène, un ustensile pourvu d'un manche d'une nature qui lui était inconnue. Il questionna cet homme et apprit de sa bouche les particularités suivantes :

La matière dont ce manche était formé se ramollissait dans l'eau bouillante au point de se manipuler aisément, et reprenait, par le refroidissement, sa consistance et sa dureté primitives, en conservant la forme à laquelle elle avait été assujettie.

Frappé de ces propriétés, le docteur, après s'être assuré de leur existence par des essais réitérés, transmit en Angleterre les résultats de sa découverte. La Société des arts, avec un zèle et un empressement qui l'honorent, en fit l'objet d'un examen approfondi, et convaincue de la haute importance de ce nouveau produit, elle n'hésita pas à décerner au docteur Montgomery les honneurs de la médaille d'or.

En dépit de leur apparence latine, les mots *Gutta-Percha* n'ont, au fond, aucune espèce de parenté avec la langue de Cicéron et de Virgile. On pourrait croire, à considérer leur consonnance, que ce sont là deux dénominations empruntées par le docteur Montgomery au vocabulaire des savants : il n'en est rien pourtant. *Percha*, qui est le nom générique de l'arbre producteur, et *Gutta,* qui désigne la substance produite, appartiennent l'un et l'autre au plus pur dialecte malais, et leur analogie avec le latin est l'effet, non d'une origine commune, mais d'une coïncidence due au hasard.

Le Percha occupe, dans l'Archipel oriental, une immense étendue de territoire. Non seulement il abonde dans la péninsule malaise, mais encore il couvre de son ombrage épais et de sa luxuriante verdure la plupart des îles de ces parages.

Cet arbre présente aux regards un noble et imposant aspect. Son feuillage riche et touffu, sa tête altière, qui dépasse de beaucoup la cime des forêts, lui donnent une physionomie royale. Il fait partie, comme je l'ai dit, de la famille des sapotées à séve laiteuse, qui n'est guère connue que des savants. Son fruit renferme une huile concrète dont les naturels ne dédaignent pas de se nourrir. Ses fleurs passent, dans le pays, pour jouir de certaines propriétés médicamenteuses. Quant à son bois, il reste à peu près sans usage : il est mou, spongieux et tout à fait impropre à la construction.

La séve circule entre le tronc et l'écorce, à travers des vaisseaux spéciaux dont le parcours est marqué par des lignes noires et longitudinales. C'est cette séve à laquelle on a donné le nom de *Gutta*. Le moyen de l'obtenir est de pratiquer de distance en distance des entailles à la surface de l'arbre. Le liquide qui sort par ces ouvertures est reçu dans des vases où il se coagule immédiatement : il affecte, de prime abord, une couleur blanche, mais il ne tarde pas à contracter, au contact de l'air, une teinte beaucoup plus foncée.

La récolte de la Gutta s'opérait dans le principe au moyen d'un procédé aussi ruineux que barbare : on abattait l'arbre tout entier. C'était tuer la poule aux œufs d'or. Une telle pratique aurait fini par tarir tôt ou tard la source de cet inestimable produit. Heureusement on eut l'idée d'appliquer à la Gutta-Percha l'exploitation par voie d'incision usitée de temps immémorial pour la résine : l'essai réussit ; une compagnie fit les frais du matériel, et l'entreprise, établie sur une vaste échelle, prit dès lors un cours régulier.

Avant que le fluide ait acquis le degré de dureté dont il est susceptible, quand il n'est encore parvenu qu'à l'état pâteux, les femmes indigènes le pétrissent et le moulent en masses oblongues, mesurant un pied cubé environ. Les blocs destinés à l'exportation diffèrent quelquefois entre eux quant à la forme, mais c'est une circonstance sans importance, car ces blocs sont achetés suivant leur poids, et non pas suivant leur volume. Ce qui mérite plus d'attention, c'est la substance même de ces masses, au sein desquelles la fraude ne se fait pas scrupule d'introduire des corps étrangers, afin d'en augmenter la pesanteur.

L'analyse chimique de la Gutta-Percha donne,

à peu de chose près, les mêmes résultats que celle du caoutchouc, bien que la première substance soit supérieure à la seconde sous le rapport de la rigidité et de la résistance, et soit inférieure au contraire du côté de l'élasticité.

Inattaquable par les alcalis, elle ne se laisse pas davantage altérer par les acides. L'acide fluorique, muriatique et acétique, pas plus que l'alcool, n'ont d'action sur elle. L'acide sulfurique concentré a seul la puissance d'en isoler les molécules, mais non pas celle de les absorber entièrement.

On ne connaît, quant à présent, qu'au sulfure de carbone, à l'essence de térébenthine, à l'éther et au chloroforme, la propriété de dissoudre la Gutta-Percha.

Invulnérable au froid comme à l'humidité, elle n'est conductrice ni de l'électricité ni du calorique.

Exposée au contact du feu, elle s'enflamme à l'instar des résines, et se consume en dégageant une fumée très épaisse.

Soumise à l'action de l'eau bouillante, elle devient molle, malléable et ductile, quoique exempte de viscosité. C'est dans cet état qu'elle obéit aux doigts qui la façonnent, et se soumet sans résistance à toutes les formes qu'on lui impose. Elle

les garde en se refroidissant à la température de l'atmosphère, et acquiert par degrés, dans cette tran-
sition, une ténacité et une solidité à toute épreuve.
Sa durée est, pour ainsi dire, sans limites. L'u-
sage même, si long qu'il soit, ne la met pas hors
de service. Rien n'est plus facile que de la re-
fondre, de la remanier et de la travailler de nouveau.

PURIFICATION DE LA GUTTA-PERCHA.

Que les Anglais, en possession d'une substance
d'une si grande utilité, aient donné tous leurs soins
à sa préparation ainsi qu'à son épuration, ceci n'a
rien qui doive surprendre : aussi ont-ils monté,
pour cet objet, des appareils non moins ingénieux
que puissants. Je n'ai pas, on doit le comprendre,
l'intention d'entrer à cet égard dans des détails
très circonstanciés, mais on ne lira pas sans
intérêt, je pense, un aperçu de la façon dont ils
procèdent.

J'ai dit plus haut que les blocs de Gutta-Percha
fournis par les naturels du pays contiennent fréquemment des substances hétérogènes qu'ils y
font entrer à dessein. En outre il s'y mêle naturellement de la terre, des feuilles, des détritus de

végétaux et des débris ou des impuretés de toutes sortes, dont il est indispensable de les purger avant de les livrer au commerce. Ce raffinage exige plusieurs opérations successives, car la Gutta-Percha ne se détache pas sans une extrême difficulté des matières avec lesquelles elle s'est trouvée en contact, étant encore à l'état fluide.

Voici donc comment on agit :

On introduit préalablement les blocs dans un appareil mû par la vapeur, lequel les divise en fragments pareils à des copeaux, ainsi que pourrait le faire un rabot de menuisier. Ces copeaux tombent dans de grands récipients fortement chauffés ; ils s'y transforment en un mastic dégagé du plus grossier de l'alliage impur auquel ils se trouvaient mêlés ; ce mastic, entraîné par sa pesanteur, descend au fond des vases.

La masse, ramollie par l'action de la chaleur, est immédiatement jetée dans une boîte circulaire au centre de laquelle se meut avec l'énorme vitesse de six cents tours à la minute un cylindre garni de lames inclinées dont le tranchant la hache et la réduit en mille pièces. Ces particules sont précipitées dans un bassin rempli d'eau, où la Gutta-Percha surnage en vertu de sa légèreté, abandonnant les derniers ingrédients hétérogènes, qui se déposent d'eux-mêmes au fond du liquide. L'épuration est terminée.

Il ne s'agit plus que de réunir en pains ces miettes éparses ; on y parvient aisément au moyen d'une refonte dont l'effet est de réduire la masse entière en une pâte compacte qu'on distribue dans des caisses de fer de différentes dimensions. En cet état, elle est fortement comprimée à l'aide d'une machine spéciale, puis mise en réserve pour être livrée en temps et lieu à l'industrie.

Cette substance ainsi travaillée s'applique à une quantité d'usages que nous allons rapidement passer en revue.

DES USAGES ACTUELS DE LA GUTTA-PERCHA.

La malléabilité de la Gutta-Percha, jointe à l'avantage qu'elle possède de concentrer une certaine somme de calorique sans que la forme qu'elle a reçue en soit altérée, la rend d'une utilité constante en médecine et en chirurgie. Il est très facile, par exemple, de déterminer une forte transpiration sur quelque partie du corps que ce soit, en la couvrant de feuilles de Gutta-Percha extrêmement minces. Cette observation

m'a conduit à penser qu'on pourrait en obtenir de
puissants effets curatifs dans le traitement du cho-
léra, en entourant le malade de bandelettes composées de cette substance : c'est une idée que je
soumets aux praticiens.

On fabrique en Gutta-Percha d'excellents bandages appropriés au traitement hydropathique.
Ce n'est pas la seule application dont elle soit
susceptible dans cette spécialité médicale ; on la
substitue avantageusement à la soie huilée pour
confectionner les draps de lit employés par les médecins hydropathes.

Aussi légère que la soie, non conductrice
de la chaleur, absolument imperméable, insen-
sible aux préparations acides ou métalliques qui
entrent dans la composition des lotions hydropa-
thiques, elle a sur les tissus soyeux quantité
d'avantages parmi lesquels il faut placer au premier rang le bon marché.

Par sa propriété de se mouler parfaitement et
sans la moindre résistance sur l'objet qui lui sert
de base, la Gutta-Percha est d'un grand secours
pour façonner à la minute des appareils à fractures, pour réunir des tendons divisés, pour en-
velopper les articulations dans les cas de fortes
entorses, etc. Aussi est-elle indispensable aux

chirurgiens de province qui, grâce à la facilité
avec laquelle elle se laisse découper et modeler,
s'épargnent les lenteurs funestes qu'entraîne la
confection des bandages composés et des éclisses
de bois ou de fer. Ajoutons que ces appareils com-
pliqués ont le double inconvénient d'être plus
chers et moins bien ajustés.

La Gutta-Percha dissoute dans le chloroforme
constitue le meilleur topique pour les coupures
et les blessures. En effet, à peine ce liquide
est-il étendu sur la peau, que le chloroforme aban-
donne en s'évaporant une mince pellicule solide
qui protège la plaie contre l'action pernicieuse
de l'air, de la poussière et des corps étrangers.

On fabrique également avec la Gutta-Percha des
sondes, des bougies, des pessaires et autres instruments analogues ; mais, à mon avis, le caoutchouc
est préférable dans certains cas, en raison de
sa souplesse et de son élasticité. Il ne faut pas
être exclusif.

Dans l'industrie l'emploi de la Gutta-Percha est
pour ainsi dire sans bornes. La nomenclature des
applications auxquelles elle a déjà donné lieu
pourrait être considérée comme une fable, s'il n'é-
tait aisé de se convaincre par le témoignage de ses
yeux.

Les progrès que l'industrie de la Gutta-Percha a déjà faits en France sont dus aux efforts persévérants de MM. A. Leverd et compagnie, propriétaires de la fabrique générale, *située à Paris, rue du Faubourg-Saint-Martin, 218.* L'intelligente direction qu'ils ont donnée à leurs travaux a délivré l'industrie française de l'impôt que l'Angleterre prélevait sur nous, et aujourd'hui MM. A. Leverd et compagnie sont en mesure de livrer au commerce des objets de Gutta-Percha d'un prix beaucoup moins élevé et infiniment mieux, comme goût et comme fabrication, que les produits anglais.

Nous extrayons d'une brochure ayant pour titre : *La Gutta-Percha et ses applications,* la nomenclature très succincte des produits de la fabrique française, qui se trouvent au siége de cette maison, rue du *Faubourg-Saint-Martin,* 218, et au dépôt, *Cité Bergère,* 6.

Ces objets consistent en :

Rouleaux et cylindres de pression pour les filatures de lin, laine, soie, coton, etc.

Courroies, bandes, cordes, pour les manufactures, usines et machines à vapeur.

Tuyaux et cylindres de tous diamètres pour la conduite des eaux, l'irrigation, la vidange, le gaz et la pompe de toute nature.

Tubes acoustiques pour la conduite des sons, appareils pour les personnes atteintes de surdité, porte-voix, etc.

Appareils pour les laboratoires. Capsules et bouteilles pour la photographie. Jarres et vaisseaux pour teintures et préparations chimiques.

Objets de ménage, tels que corbeilles à pain, assiettes à fruits, dessous de bouteilles et de carafes, ronds de serviettes, plateaux, cuvettes, pots à l'eau, seaux, jardinières, vases à fleurs, anneaux pour rideaux, etc.

Tous ces objets, et mille autres qui viendront successivement, sont de formes gracieuses et élégantes; ils trouvent leur place dans toutes les maisons, et offrent une grande économie, puisqu'ils ne peuvent se briser et sont d'une durée incalculable.

Toiles, cuirs de toute épaisseur servant aux usages les plus multiples, notamment pour bâches et couvertures de voitures, la toiture des constructions légères, tentes, etc.

Application aux fils conducteurs de la télégraphie sous-marine et électrique, résistant aux influences de l'air, à la décomposition de l'eau, des alcalis et des acides.

Application aux machines hydrauliques pour

pompes, réservoirs, baquets, soupapes et siphons pour mines.

La Gutta-Percha est encore très usitée pour les navires : on fabrique spécialement pour la navigation, des tuyaux, des chapeaux et casquettes de pilotes et matelots, des cabans et manteaux, des nasses pour conserver le poisson, et généralement tous les ustensiles de chambre.

Fers pour les chevaux, les préservant de tout contact avec les cailloux, le verre, etc. Selles, brides, harnais et palonniers pour voitures, fouets et cravaches.

Fournitures de bureau, telles que : sébiles à poudre, encriers siphoïdes et autres de toutes formes, non altérables par l'encre ; bouteilles à encre, boîtes de fantaisie pour pains à cacheter et plumes, serre-papiers, etc.; tous ces objets sont très gracieux de forme et d'un prix modique.

Objets de fantaisie, d'art et d'ornement, moulures, médaillons propres à l'ébénisterie et à l'industrie du meuble.

Des cadres de toute dimension et d'un goût qui témoigne hautement en faveur de la direction donnée au travaux de la fabrique de MM. A. Leverd et compagnie.

Des boîtes à ouvrage pour les dames, des coffrets et tous ces mille petits riens dont les femmes aiment tant à s'entourer.

Des médailles et culs-de-lampe d'une netteté et d'une pureté parfaites.

Instruments de chirurgie, appareils servant aux fractures, entorses, bandages pour la compression et les affections d'articulation, sondes et bougies.

Guides et soupentes pour attelages et divers agents de support substitués au fer et à l'acier.

Jeux de dames.

Talons et semelles inaltérables pour bottes et souliers; toiles imperméabilisées pour manteaux et chapeaux.

Garnitures pour lits des malades et des enfants, garantissant l'intérieur des lits contre tous les accidents et évitant leur détérioration si fréquente dans les hôpitaux et maisons de santé.

Toiles pour l'application sur les murailles des établissements de bains sulfureux et de certaines préparations chimiques.

Bottes et guêtres indestructibles pour la vidange et le curage des égouts, etc.

Toiles médicinales pour la guérison des douleurs nerveuses et rhumatismales.

Enveloppes pour les tuyaux de pipes, préservant les dents du contact de la terre, et par conséquent de l'usure.

Jouets d'enfants non fragiles.

Figurines caricatures.

En terminant cette nomenclature, nous ne saurions trop engager le public à visiter les objets provenant de la fabrique de Gutta-Percha de MM. A. Leverd et compagnie.

Je citerai, à titre de curiosité, deux faits particuliers qui témoignent du parti que l'on peut tirer de la Gutta-Percha. Entre les mille propriétés plus ou moins connues dont elle est douée, cette substance possède celle de passer avec une rapidité extrême de l'état humide à l'état sec. Un Anglais (on connaît l'esprit excentrique et inventif de ces insulaires) eut la pensée de mettre à profit cette circonstance; voici ce qu'il imagina :

Ce gentleman avait tous les matins à prendre un bain. Désirant éviter le transport quotidien d'une baignoire et plus encore la présence dans son domicile d'un ustensile aussi encombrant, il se fit établir une malle en Gutta-Percha de dimension inusitée : ce meuble à deux fins lui servait le matin de baignoire et de caisse à habits tout le reste du jour. Avis aux habitants des campagnes.

Je tiens le fait suivant de la bouche de notre illustre chimiste, M. Dumas, ancien ministre de l'agriculture et du commerce ; il trouve naturellement ici sa place.

Il n'est pas dans les mœurs de la *gentry* anglaise de faire repriser un vêtement affligé de ce petit malheur qu'on appelle en termes vulgaires un accroc. L'usage veut que l'on rapproche tout uniment au moyen d'une épingle les deux bords de la plaie béante, ce qui signifie : « L'habit que vous voyez est neuf ; il n'est pas temps de le mettre au rebut, mais d'ici à peu de jours il sera remplacé. » Et grâce à cet expédient, le blessé accomplit honorablement sa carrière : c'était ainsi du moins que se passaient les choses jusqu'à la découverte de la Gutta-Percha. A cette heure, un vrai gentleman porte sans rougir un vêtement raccommodé, car le secret de cette réparation échappe à l'œil le plus clairvoyant.

Voici de quelle manière on procède :

On dispose entre la doublure et le drap, à l'endroit de la déchirure, une lamelle de Gutta-Percha ; on met mutuellement en contact les parties séparées, puis on pose sur le tout un fer chaud dont l'action rend instantanément ces divers éléments adhérents les uns aux autres, et le raccommodage est opéré par voie de soudure, aussi proprement que solidement.

Je livre la recette aux tailleurs, aux couturières et aux ménagères : à eux d'en faire leur profit.

La Gutta-Percha n'est pas, dans les sciences chimiques, moins précieuse que dans l'industrie. Inattaquable aux acides et aux substances alcalines, elle s'emploie avec avantage dans la fabrication des instruments propres à extraire l'alcali caustique des cuviers, des vases et des bouteilles préparés pour le recevoir, ainsi que des vaisseaux destinés à contenir du sulfate de cuivre. M. Gibb, fabricant de vitriol à Bristol, a remplacé, pour la doublure des baquets affectés au service de son usine, le cuir par la Gutta-Percha. Cette substitution est pour lui la source d'une notable économie, car le cuir avait besoin d'être renouvelé au moins deux fois par semaine, tandis que la Gutta-Percha peut rendre durant trois mois les mêmes services sans subir la moindre altération.

L'affinage de l'or exigeait des récipients soit de platine, soit de verre ou de porcelaine, tous également dispendieux, les premiers par leur valeur, les seconds par leur fragilité. La Gutta-Percha possède toutes les qualités spéciales propres à ce travail sans avoir les mêmes inconvénients.

La résistance qu'elle oppose à l'action des iodu-
res et des bromures lui donne un prix incompa-
rable en ce qui concerne l'outillage des opérations
daguerriennes ; elle se recommande surtout aux
photographes voyageurs, dont les appareils, éminemment fragiles, redoutent les accidents insépa-
rables d'un déplacement continu.

L'acide fluorique, qui ronge la porcelaine et
le verre et ne respecte pas le cuir, l'unique matière qu'on eût trouvée jusqu'ici à lui opposer,
reste impuissant s'il est captif dans des vases
de Gutta-Percha.

Même effet pour l'acide muriatique, dont le
transport ne s'opère plus aujourd'hui, sur les che-
mins de fer anglais, qu'à la faveur de pipes de
Gutta-Percha. A l'abri des atteintes de l'alcool,
cette substance n'a pas sa pareille pour la fabrication des canaux affectés au passage des vins
et des spiritueux. Inaltérable par les sels ani-
maux, elle s'applique avec avantage à l'aspersion
des terres labourables par les engrais liquides, et
à diverses autres pratiques agricoles. Imperméable
à l'humidité, elle protége les toits des granges, les
murs, les meubles, et généralement tous les objets qui redoutent le contact de la pluie ou
d'une atmosphère imprégnée de vapeur. Incorrup-

tible dans l'eau et même dans la terre, quelle que soit la durée de son séjour, elle est inappréciable pour les tuyaux de conduite, d'arrosement ou de pompes à incendie ; et, ce qui ajoute, en ce cas spécial, à sa faveur, c'est la résistance qu'elle oppose à l'action du froid : il résulte, en effet, d'expériences concluantes, que l'eau est trois fois plus longue à se congeler dans la Gutta-Percha que dans le plomb. Elle a en outre le privilége de s'y conserver dans un état de salubrité parfaite ; considération d'une haute importance, car on sait que l'acide carbonique et l'air contenus dans l'eau ont le grave défaut de décomposer le plomb et de donner naissance à un poison très dangereux. L'eau la plus pure et la plus complétement privée d'éléments salins est précisément celle qui agit le plus promptement sur ce métal. Il y a telles localités où les conduits de plomb ont besoin, par égard pour la santé publique, d'être renouvelés tous les deux ans.

On se rappelle la publicité donnée, il y a peu d'années, à l'accident survenu dans le château de Claremont, résidence du roi Louis-Philippe. Trois personnes de la suite de ce prince tombèrent dangereusement malades en présentant tous les symptômes de l'empoisonnement. De l'enquête qui eut lieu, il résulta que l'intoxication était due au carbonate de plomb engendré par le séjour de l'eau dans des conduits qui alimentaient le château.

Combien d'accidents du même genre demeurent ignorés ! Aussi plusieurs propriétaires, avertis par ces fâcheux exemples, ont-ils adopté, en remplacement des tuyaux métalliques, les tubes de Gutta-Percha. Puissent-ils être universellement imités !

Le sel n'a pas sur cette substance plus de prise que l'humidité. C'est ce qui la rend d'une grande ressource à bord des navires, pour les barils, bassins, bols, flacons, cuvettes et généralement pour tous les ustensiles exposés au contact de l'eau de mer.

La pesanteur de la Gutta-Percha, relativement à l'eau, est deux fois moindre que celle du liége : on a eu naturellement l'idée de bénéficier de cette propriété pour fabriquer des bouées de sauvetage, des radeaux et même des canots et des chaloupes.

Dans la dernière expédition entreprise à la recherche de sir John Franklin, chaque homme de l'équipage était muni d'un bateau-traîneau de Gutta-Percha. Les vieux marins aguerris aux voyages polaires déclarent à l'unanimité cette matière infiniment préférable, pour cet usage, au bois et même au cuir usités jusqu'ici. On l'a employée avec un succès complet sur les côtes de Groënland. M. Snow rapporte que son canot de Gutta-Percha glissait sans la moindre avarie à travers les quartiers de glace dont le choc eût infailliblement submergé ou mis en pièces une chaloupe ordinaire.

La Gutta-Percha jouit encore d'une faculté fort singulière : elle conduit le son avec une perfection vraiment miraculeuse. M. Martinau a utilisé cette propriété acoustique en façonnant en Gutta-Percha de petits cornets qui s'adaptent d'eux-mêmes à l'oreille et qui n'ont pas leurs égaux. La vibration est évidemment étrangère à ce résultat, et cependant on a constaté que le timbre d'une pendule fixé à l'une des extrémités d'un tube de Gutta-Percha long de cent cinquante verges se fait distinctement entendre à l'extrémité opposée.

Cette curieuse propriété a suggéré aux Anglais l'idée de façonner, à l'aide de la Gutta-Percha, des porte-voix, par l'intermédiaire desquels le son se transmet à de longs intervalles. On s'en sert dans l'intérieur des offices, des usines, des vaisseaux à voile et même à vapeur ; car (chose remarquable et qui tient du prodige) le bruit des machines, quelque intense qu'on le suppose, n'a pas la puissance d'intercepter la voix.

Dans les grandes maisons anglaises, la Gutta-Percha commence à supplanter la sonnette. On substitue à cet instrument suranné un boyau armé d'une embouchure et d'un oreillon. La première est placée à portée des maîtres, le second aboutit aux locaux où se tiennent les gens de service. Au moyen d'un signal, on fait un appel préalable à la vigilance des domestiques ; il suffit à ceux-ci d'appliquer l'oreille à l'orifice pour recevoir instantanément les ordres qui leur sont donnés. Inutile de faire ressortir les avantages qui résultent de cette invention, sous le rapport de la promptitude et de la précision du service.

Ne serait-il pas à propos que les médecins, les accoucheurs et les pharmaciens fissent adapter à l'intérieur de leurs habitations des appareils de cette nature correspondant à leur chevet ?

Il existe, à bord des bâtiments de ligne de la marine britannique, des moyens de communication de ce genre, de telle sorte que le capitaine peut, de sa cabine et même de son lit, s'aboucher avec la vigie, fût-ce au milieu du fracas de la tempête

et des clameurs de l'équipage, tant est puissante
la sonorité de la Gutta-Percha. Il y a plus : des
expériences décisives, faites conformément aux
ordres de l'Amirauté, ont démontré que ces sortes
de tubes transmettent parfaitement les comman-
dements au plus fort des détonations de l'artil-
lerie et du tumulte du combat.

Les temples sont pareillement pourvus d'appareils acoustiques qui portent les paroles du prédi-
cant aux oreilles des auditeurs les plus éloi-
gnés.

La prudence et l'humanité ne conseillent-
elles pas de disposer dans les mines des conduits
semblables, qui, en établissant une communication pour ainsi dire électrique entre la surface du
sol et les entrailles de la terre, rendraient d'incal-
culables services dans une foule de circonstances
où la vie de tant d'hommes est en jeu ?

J'ai omis à dessein, dans la nomenclature qui
précède, la plus éclatante, la plus admirable, la
plus extraordinaire de toutes les applications
de cette substance, celle que j'oserai appeler
le triomphe de la Gutta-Percha : je veux parler
du *télégraphe électrique*. Qui eût osé prévoir que
le génie humain, abrégeant, que dis-je? suppri-
mant l'espace, mettrait pour ainsi dire Londres et

Paris porte à porte, et les ferait correspondre ensemble avec la rapidité de l'éclair? Cette chimère est aujourd'hui réalisée.

Tout le monde sait que le système du télégraphe électrique repose sur la propriété que possède le fluide galvanique de passer instantanément d'un pôle à l'autre, à la faveur d'un fil conducteur. Toutefois le phénomène ne saurait s'accomplir si ce fil n'est lui-même isolé par un corps ou par un fluide privé de toute affinité électrique. L'air est précisément dans ces conditions, mais la terre et l'eau, au contraire, s'emparent de l'électricité. Le problème consistait donc à faire traverser la Manche au fil télégraphique, mais en l'isolant du contact immédiat de la mer. Cette difficulté a été vaincue par le moyen d'un immense fourreau de Gutta-Percha, à l'abri duquel le fil conducteur, plongé dans les profondeurs de l'Océan, accomplit sa traversée.

A l'heure qu'il est, Paris et Londres, séparés par un bras de mer considérable, conversent avec la rapidité de la parole; et, si j'en crois les pronostics de la science, dans peu d'années la pensée écrite, franchissant l'immensité des flots et de l'espace, fera en un clin d'œil le tour du monde. A qui devons-nous l'accomplissement de ce prodige ? Personne ne me démentira sans doute si je réponds : A la Gutta-Percha.

Quelque étendue que soit cette nomenclature, ce n'est encore là qu'un faible aperçu des services que cette substance privilégiée est appelée à rendre. L'avenir, j'en suis convaincu, nous réserve encore, sous ce rapport, bien des surprises. Le rôle de la Gutta-Percha embrasse tout ensemble les sciences et l'industrie, les arts et l'économie domestique, les expériences les plus élevées et les usages les plus vulgaires. Pour ma part, je suis arrivé à l'appliquer à la confection des dentures artificielles, et c'est sur ce sujet que j'appelle particulièrement l'attention du lecteur.

CHAPITRE II.

DES DENTURES ARTIFICIELLES MONTÉES SUR GUTTA-PERCHA.

Des substances employées jusqu'ici comme bases des dentiers. — De l'immense avantage des bases de Gutta-Percha. — Critique dont ce travail sera l'objet à cause du brevet d'invention. — Bon sens du public.

Les éléments employés jusqu'à ce jour comme bases pour la confection des pièces de dents artificielles sont de trois sortes :

1° Les substances métalliques, telles que l'or, l'argent fin, le platine, le palladium et le maillechort.

2° Les substances osseuses, telles que l'ivoire, les défenses de l'hippopotame, celles du morse dite vache marine, et les fémurs de chevaux ou de bœufs fraîchement abattus.

3° Enfin, les pâtes de porcelaine composées et soumises à l'action du feu dans des fourneaux spéciaux.

Y a-t-il lieu d'accorder exclusivement la préférence à l'une de ces matières, en repoussant systématiquement toutes les autres, ainsi qu'on le voit pratiquer par certains dentistes? Non; car il est aussi rare de rencontrer une similitude absolue entre les mâchoires de deux individus qu'entre leurs visages.

L'un a les lèvres longues et ombragées par d'épaisses moustaches sous lesquelles les dents disparaissent entièrement; l'autre les a disposées de telle sorte qu'elles découvrent jusqu'à la naissance des gencives.

Celui-ci a perdu des dents à la région antérieure; celui-là est démuni de plusieurs molaires.

Le talent du praticien consiste à tenir compte de toutes ces particularités, et un examen attentif doit faire choisir les matériaux selon l'état de la bouche malade. L'homme qui se décore du nom de dentiste et dont le savoir se borne à un seul genre de travail, est indigne du titre qu'il usurpe. Ce n'est qu'un empirique contraint par l'insuffisance de ses connaissances à prôner en toute occasion sa panacée; il est tout à fait inapte à donner, dans les cas quelque peu sérieux, un avis éclairé et efficace.

Je ne connais pas, pour ma part, un seul mode

de remplacement des dents qui ne trouve, suivant les circonstances, son application spéciale.

Je suppose, par exemple, que les dents encore existantes soient chancelantes ou ébranlées, que les racines manquent de solidité, que l'état des gencives, molles, sensibles, sanguinolentes, oblige à recourir à des pièces provisoires et de peu de durée, c'est le cas d'adopter les substances osseuses.

Si la bouche, au contraire, est encore bien meublée, si elle est garnie de dents fermes, solides, enchâssées dans des alvéoles sains et consistants, l'emploi des métaux et des compositions minérales, inaltérables par essence, est impérieusement commandé. Quelle faute ne serait-ce point, en effet, quand il est si facile de conserver à cette cavité sa fraîcheur et sa salubrité naturelles, que de l'altérer par le contact de matières sujettes à se décomposer promptement et à faire contracter à l'haleine une fétidité repoussante!

C'est pourtant là le fait des dents d'hippopotame nouvellement ressuscitées sous le nom de *Dents osanores*, et dont le charlatanisme et l'ignorance ont, dans ces derniers temps, fait un si déplorable et si pernicieux abus.

Il y a des cas où la nuance des dents de certains

sujets, ou bien la conformation de leurs mâchoires commande l'usage des dents naturelles.

Il y en a d'autres dans lesquels rien n'équivaut aux dents minérales plates ou à tube.

Tantôt il suffit, pour fixer huit ou dix dents, d'un petit bandeau très léger; tantôt la même opération demande une monture large et compliquée.

Il résulte des observations précédentes que l'art du dentiste réclame des études plus profondes et une instruction plus étendue qu'on ne le suppose communément. Il s'agit, pour le praticien qui prend au sérieux son ministère, de posséder, non seulement le diagnostic propre à pénétrer la cause et le caractère des ravages confiés à ses soins, mais encore l'habileté manuelle familière avec les divers procédés de restauration en usage; car les organes dont la bouche est le siége sont d'une nature si sensible et si délicate, que leur vitalité ne saurait être l'objet de trop de ménagements.

En général, la confection et la pose des pièces partielles de fausses dents n'offrent pas de très sérieuses difficultés: c'est l'*a b c* de l'art. Mais il est une branche de la prothèse dentaire dont la pratique exige, outre la connaissance des

principes élémentaires de la chimie et de la mécanique, des notions anatomiques très précises. Je
veux parler des dentures complètes artificielles,
improprement appelées *râteliers*.

Si l'absence d'une ou de plusieurs dents est
regrettable au point de vue de l'harmonie du
visage, de la netteté de la prononciation et de la
commodité de la mastication, la privation totale
de ces précieux ostéides ne constitue-t-elle pas
une infirmité très réelle et très pénible ? Aussi
les constants travaux des dentistes éclairés ten-
dent-ils à réparer cet outrage du temps ou des
maladies. Quel bienfait pour l'humanité que de
pouvoir rétablir des organes dont la perte influe
d'une façon si déplorable sur la parole, sur la
santé et sur la beauté !

Par malheur, les matériaux adoptés jusqu'à ce
jour pour la construction des dentures artificielles
ne servaient que très imparfaitement les efforts
des praticiens. Les explications qui vont suivre
donneront le mot de la difficulté.

L'observation anatomique démontre qu'à mesure
que les dents sont chassées de la place qu'elles oc-
cupent dans les mâchoires, les os maxillaires subissent les plus singulières et les plus incroyables modi-
fications. Que l'on compare une mâchoire inférieure

d'adulte garnie de toutes ses dents avec le même os depuis longtemps privé de ces organes, et ayant appartenu à un vieillard, il est facile de s'assurer que la hauteur totale de l'os maxillaire inférieur de l'adulte, comprise entre sa base et le sommet des dents, porte 44 millimètres, tandis que celui du vieillard est réduit à 22 millimètres, c'est-à-dire juste à la moitié. (Voyez, pour la première, la figure n° 1 ; pour la seconde, la figure n° 2. Ces planches sont dessinées d'après nature, et les proportions en ont été prises au compas avec un soin minutieux.)

Aux dépens de quelle région s'est opéré cet énorme déficit ? Qu'on mesure verticalement avec le compas ces deux mâchoires depuis leur base jusqu'au trou mentonnier seulement, on les trouvera identiquement semblables, chacune des deux donnera 15 millimètres d'élévation : donc, point de changement de ce côté ; mais si l'on mesure la zone qui s'étend du trou mentonnier à la partie tranchante des dents, le rapport est de 29 à 7, soit 22 millimètres à l'avantage de l'adulte. La dimension de la couronne des dents n'excédant pas habituellement 8 millimètres, voilà donc 14 millimètres d'os maxillaire qui disparaissent par absorption chez le vieillard, c'est-à-dire, précisément toute

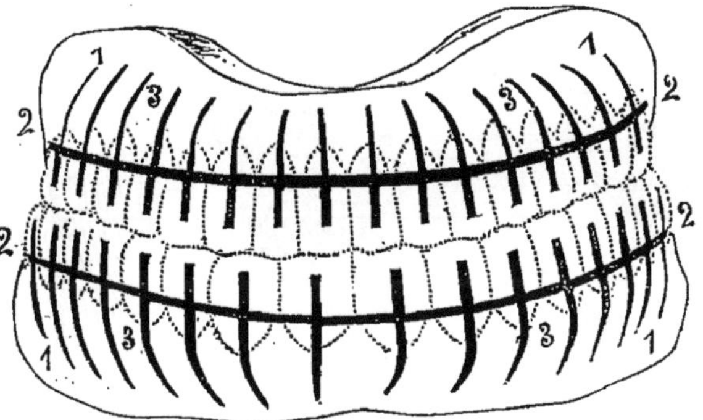

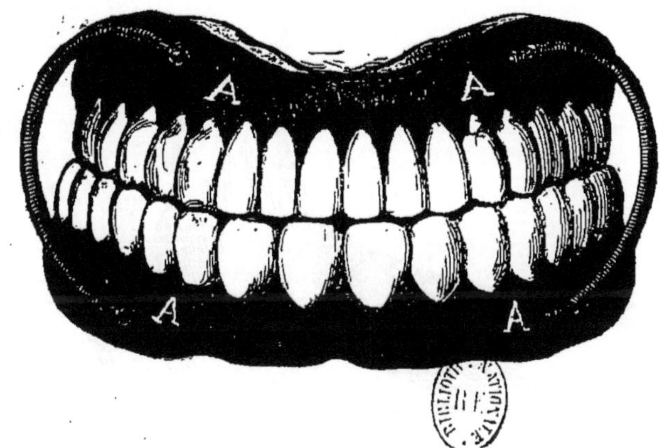

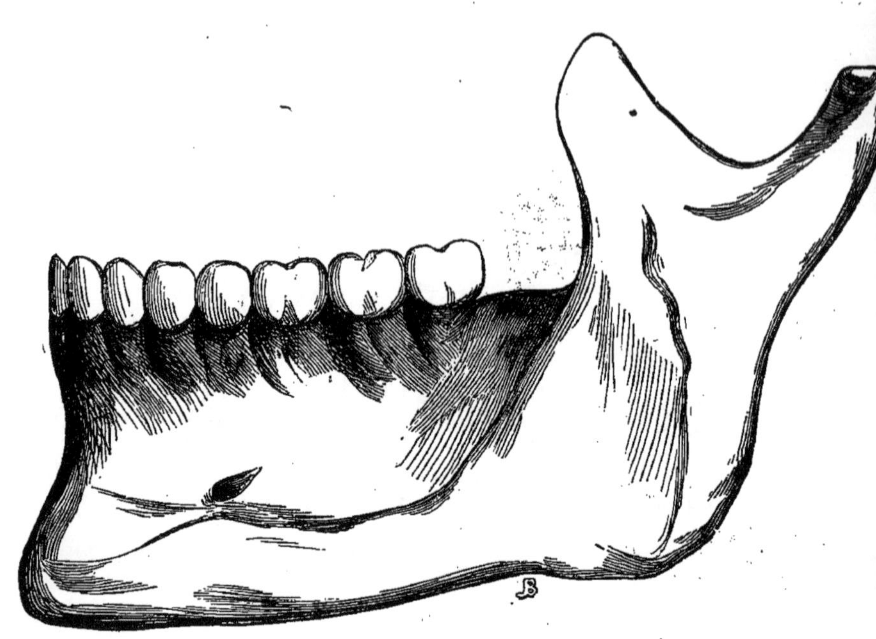

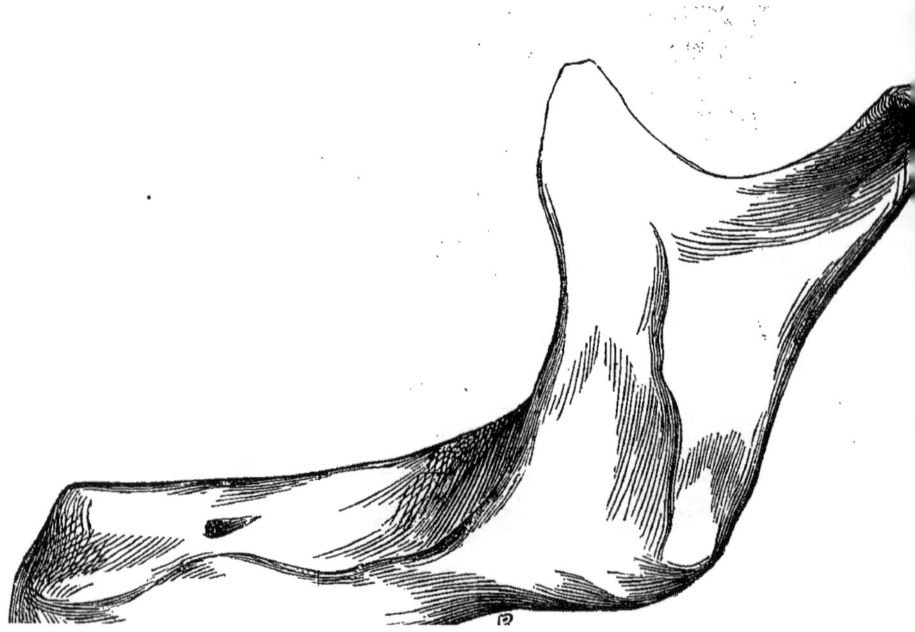

la partie qui formait les cloisons alvéolaires.

La première condition à remplir pour reconstituer les mâchoires dans leur état primitif, est donc de suppléer à cette perte de substance. On est dans l'usage d'y pourvoir en montant les dents sur des fausses gencives appelées *bases*, en termes d'art.

Ces bases ont été jusqu'ici le côté essentiellement défectueux des dentures artificielles. Fabriquées, soit avec des substances osseuses, telles que l'hippopotame ou l'ivoire, soit avec des pâtes de porcelaine cuites au four et revêtues d'une couche de couleur, elles ont, dans le premier cas, l'inconvénient de s'altérer rapidement et de devenir un véritable foyer d'infection; dans le second, elles ont le défaut d'être lourdes, fragiles et d'un ajustement difficile.

Graves imperfections, sans doute, mais qui pourtant ne sont point encore ce que ces appareils présentent de plus fâcheux. Le pire, c'est qu'il est impossible d'en modifier la forme et les dispositions particulières, à mesure des changements progressifs qui s'opèrent dans les os maxillaires, changements dont l'importance est d'autant plus grande que la perte des dents est plus récente.

En effet, le travail d'absorption des alvéoles n'a lieu que lentement et par degrés. Les cellules depuis

longtemps vides ont radicalement disparu , tandis
que celles d'où les dents ont été plus ou moins récemment extraites n'ont encore subi qu'en partie
l'effet de ce phénomène d'absorption. Il résulte de
cette destruction graduelle, de continuelles modifi-
cations dans l'état des mâchoires ; d'où il suit qu'un
dentier, si habilement ajusté qu'il puisse être dans
le principe, ne tarde pas à causer, en perdant son
aplomb, un malaise qui dégénère bientôt en vives
douleurs. Force est alors de soumettre l'appareil à
des remaniements successifs qui lui enlèvent de
sa hauteur normale , et le rendent bientôt tout à
fait impropre au rôle dont il est chargé.

C'est ici le lieu de faire voir quels bienfaits on
peut, en pareille circonstance, attendre de la
Gutta-Percha, et quelle supériorité elle possède
sur toutes les substances mises en usage jusqu'à
ce jour. Effectivement elle réunit deux qualités
éminemment précieuses.

1° Elle défie, ainsi que je l'ai constaté le premier, l'action des fluides de la bouche aussi bien
que celle des acides et des alcalis.

2° Amenée par l'eau bouillante à un état de ra-
mollissement analogue à celui du mastic des vi-
triers, elle se laisse mouler avec autant d'aisance
que de précision sur les sinuosités des gencives.

J'ai eu l'idée de tirer parti de cette double propriété pour façonner, à l'aide de cette gomme, préalablement colorée en rose de chair, des *bases* qui
acquièrent, par le refroidissement, une solidité
à toute épreuve, en conservant toutefois une certaine élasticité très favorable aux organes délicats
destinés à subir constamment leur contact.

La facilité avec laquelle la Gutta-Percha se
soude à elle-même permet, toutes les fois que
le besoin s'en fait sentir, de modifier isolément
certaines parties sans altérer l'ensemble du dentier, et sans que ces réparations multipliées finis-
sent par le mettre hors de service. Il n'en est
point ainsi des bases tirées des substances osseuses,
minérales ou métalliques, et dont le vice consiste à causer au porteur, ou des maux sans cesse
renaissants, ou de continuelles dépenses, et la
plupart du temps l'un et l'autre. La Gutta-Percha
possède donc un double titre à la préférence des
personnes affligées de la perte totale de leurs
dents, car elle leur épargne tout à la fois des
souffrances et des pertes d'argent.

Je reviendrai plus tard sur ce sujet, mais je
demande la permission d'apprendre au lecteur par
quelle singulière circonstance je fus amené à découvrir les services que la Gutta-Percha était ap-

pelée à rendre à l'art que j'exerce. Je pense que ce petit épisode ne sera point lu sans quelque intérêt.

Un bienfait n'est jamais perdu, dit un proverbe dont, pour ma part, je ne saurais nier la vérité, puisque je dois ma découverte à une bonne action.

Il y a cinq ans, à peu près, que la propriété dévolue à la Gutta-Percha de se ramollir dans l'eau bouillante, et de reprendre sa dureté à une température inférieure à 45 degrés, suggéra l'idée de l'employer à plomber les dents cariées. Je n'eus généralement pas à me louer de mes essais à cet égard. Les cavités ainsi mastiquées ne tardèrent pas à se rouvrir, effet inévitable de la légère contraction de cette substance qui occasionne un ballottement et détermine sa sortie.

Je n'hésitai pas, on le conçoit, à abandonner ce mode de plombage, et je conservai ma Gutta-Percha seulement à titre d'objet de curiosité.

Sur ces entrefaites, une dame peu favorisée par la fortune me fut adressée par une de mes clientes avec une chaude recommandation. Cette dame s'était fait faire un dentier *osanore*, ou, plus simplement, d'hippopotame. Cet appareil péchait par maints défauts et la blessait de toutes parts : il était surtout beaucoup trop bas. La pauvre femme avait consacré toutes ses économies à l'acquisition de ce travail, et se trouvait dans l'impossibilité absolue de renouveler, pour le moment, un semblable sacrifice.

On lui avait donné l'assurance que je consentirais à lui venir en aide, et à retoucher son dentier. Aussi, j'avais beau m'épuiser en explications, m'évertuer à lui démontrer que les pièces manquaient de hauteur, et par conséquent de substance, qu'il n'était pas en mon pouvoir de les rajuster, elle n'en persistait pas moins à recourir à mon obligeance et à invoquer mes services.

Enfin, touché de ses instances, et animé du désir d'y répondre d'une manière efficace, j'eus l'idée de ramollir à tout hasard un fragment de Gutta-Percha, et d'en coller à chaud une couche sous chaque pièce du malencontreux dentier; après quoi, mettant à profit la malléabilité de cette matière, j'introduisis dans la bouche du sujet l'appareil ainsi rehaussé, et l'engageai à serrer fortement les mâchoires. A l'instant même l'empreinte fidèle des gencives s'imprima dans la Gutta-Percha, et produisit spontanément l'ajustement le plus parfait.

Pour plus de précaution, je fixai la Gutta-Percha

avec de petites pointes de platine, de la même façon que les cordonniers s'y prennent pour clouer les talons aux semelles, puis j'engageai ma nouvelle cliente à revenir prendre son dentier vers la fin de la journée, afin de laisser à cette restauration improvisée le temps de se consolider.

Cet expédient réussit au delà de ses espérances ; son travail ne lui causait plus la moindre gêne, et j'eus la satisfaction de voir la brave femme me quitter en me comblant de remercîments.

Quant à moi, j'étais, je l'avoue, moins heureux et moins rassuré qu'elle sur les résultats de ce *remontage*, car j'en étais à mon premier essai, et je ne laissais point d'appréhender quelque mécompte.

J'oubliai cependant à la longue l'expérience et la cliente, dont je fus deux ans sans entendre parler. Deux années avaient passé sur cette visite, lorsqu'un jour, une personne dont les traits me rappelaient de vagues souvenirs se présenta à mon cabinet.

« Monsieur, me dit-elle en entrant, me voilà aujourd'hui bien fière ; j'ai eu le temps de faire quelques épargnes, et je viens vous prier de me confectionner une nouvelle denture : la mienne est maintenant presque complétement usée. Depuis

deux ans que, grâce à vous, j'en fais usage, la
pâte que vous avez collée dessous est la seule partie
qui ait résisté et qui m'ait permis de la porter
jusqu'à ce moment. »

Je tombai des nues en l'écoutant ; je ne me
savais possesseur d'aucune *pâte* susceptible d'*être
collée sous un dentier d'hippopotame.* L'examen
seul de cette pièce me remit en mémoire les circonstances de mon ancienne opération. C'en fut
assez pour m'ouvrir les yeux : à l'inspection de cet
appareil, je prévis tout le parti que je pourrais doré-
navant tirer d'une substance assez privilégiée pour
avoir bravé durant deux ans, sans la moindre altération, l'influence combinée des fluides de la
bouche et du mouvement des mâchoires. L'idée
me vint de l'employer à la monture des dentiers
complets, et mon premier soin fut d'en faire pro-
fiter la bonne femme, cause première de ma découverte. Je lui construisis donc un travail con-
forme à mon nouveau système : voilà, au moment
où j'écris, deux ans et demi qu'il est en place, et
il est encore dans le même état que le premier jour.

La base est de Gutta-Percha ; les dents sont de
composition minérale. Si ce dentier eût été combiné
avec l'hippopotame, nul doute qu'il ne fût aujourd'hui dans un état de décomposition totale,

ou pour le moins très avancée, et qu'il n'exhalât une odeur nauséabonde. Au contraire, celui-ci est parfaitement sain, complétement inodore, et promet d'enterrer sa propriétaire, ainsi qu'elle me le disait elle-même en plaisantant.

Depuis deux ans, j'ai confectionné un grand nombre de pièces semblables, auxquelles l'expérience m'a conduit à ajouter divers perfectionnements, et je reçois de toutes les personnes qui en font usage les plus vifs et les plus sincères témoignages de satisfaction. Elles reconnaissent unanimement la supériorité de ces appareils sur tous ceux qu'elles avaient portés précédemment, et les déclarent infiniment plus doux, plus solides et plus *confortables*. (C'est l'expression d'une dame anglaise que j'ai l'honneur de compter parmi mes clientes.)

Au milieu des avantages que présente, pour la construction des dentiers, la gomme extraite du Percha, il faut distinguer la propriété qu'elle possède de s'attendrir à une certaine température, et de se ployer, ainsi ramollie, à toutes les formes qu'on lui impose. Cette propriété permet de mouler les fausses gencives sur les mâchoires avec une précision mathématique. En effet, il suffit, la pièce achevée, si la base ne répond pas exactement aux sinuosités gengivales, de la tenir quelques instants

dans de l'eau bouillante, ou même de la passer au-
dessus de la flamme d'une lampe à l'esprit-de-vin,
jusqu'à ce que l'influence de la chaleur se fasse
sentir à la surface ; alors on place l'appareil dans
la bouche, et la simple pression des mâchoires le
daguerréotype, pour ainsi dire, sur nature.

Il en est de même pour chaque modification qui
survient dans la partie alvéolaire. Partout où quelque perte de substance se manifeste, on soude un
morceau de Gutta-Percha qui s'incorpore, en vertu
de l'affinité de ses molécules pour elle-même,
avec l'ensemble du dentier, et prend spontané-
mnt l'empreinte du creux avec lequel on le met
en rapport.

Plus légère que le liége lui-même, inaccessible
à la corruption, la Gutta-Percha constitue, en ce
qui concerne les dentures artificielles, la substance
par excellence.

J'insiste surtout sur cette dernière considération, qui a rapport à l'hygiène et à la propreté.
Quel trésor pour les gens délicats et soigneux de
leurs personnes qu'une matière qui leur épargne
le chagrin de devenir un objet de répugnance
pour ceux qui les entourent et pour eux-mêmes !
Telle est la triste condition attachée aux indi-

vidus qui portent longtemps ces pitoyables dentiers d'hippopotame, dont la décomposition, aussi prompte qu'inévitable, empeste l'haleine, en entretenant sur son passage une source permanente d'infection.

Ajoutez qu'avec les dentiers osanores, toute illusion est impossible quant aux gencives factices, car l'hippopotame n'étant teint qu'à l'aide d'une couche extérieure, ne tarde pas, sous l'action corrosive des fluides de la bouche, à reprendre sa nuance naturelle, tandis que la Gutta-Percha, identifiée avec l'élément colorant, ne s'en sépare jamais.

Auteur et maître d'une découverte précieuse, j'ai cru devoir placer ma propriété sous l'égide d'un brevet d'invention.

Deux motifs m'ont déterminé à agir ainsi :

En premier lieu, la crainte de voir mon procédé discrédité par des mains inexpérimentées.

En second lieu (pourquoi ne pas le dire avec franchise?), le désir bien naturel de réserver pendant quelques années à ma famille le fruit d'une découverte que je dois à mes travaux.

Cette garantie même me permet de décrire sans crainte le secret de mes opérations et les moyens que je mets en œuvre pour la construction de mes dentiers montés sur Gutta-Percha. C'est un gage de sécurité que je donne aux personnes dont l'état de la bouche exige l'emploi d'un semblable mécanisme.

Je commence par souder ou par fixer solidement à un bandeau d'or des dents soit minérales, soit naturelles, au choix du client. Ce bandeau est armé de griffes du même métal, dont l'objet est de maintenir la Gutta-Percha en place sans lui permettre aucun déplacement ni ballottement. J'y soude également des porte-ressort.

Ce préliminaire accompli, je façonne une base ou fausse gencive de cire autour de ce bandeau, je l'ajuste sur le modèle de plâtre représentant la bouche.

Ce travail élémentaire est appliqué sur les mâchoires, et soumis à toutes les retouches jugées nécessaires pour le mettre en parfaite harmonie avec elles.

Il ne s'agit plus alors que de remplacer par la Gutta-Percha la cire qui constitue provisoirement les fausses gencives. Pour parvenir à ce résultat, je procède de la façon suivante.

Je tire, soit en plâtre, soit en soufre, un moule et un contre-moule de mes pièces.

J'enlève les fausses gencives de cire, et j'y substitue de la Gutta-Percha chauffée et colorée en
rose par un procédé qui m'est propre. Ce n'est
pas tout : il est nécessaire de soumettre la matière coulée dans le creux à une pression considérable, afin que les molécules acquièrent, par le
rapprochement réciproque, une grande puissance
de cohésion. Je comprime donc, à l'aide d'une
forte presse de fer, la Gutta-Percha captive au
sein du moule, laquelle, sous l'influence de cette
opération, se plie à tous les contours, s'introduit
dans toutes les anfractuosités, s'attache et se
cramponne de toutes parts aux griffes du bandeau
dont elle devient inséparable.

Quelques heures de séjour en presse suffisent
pour amener la Gutta-Percha au degré de dureté
désirable. Je brise donc mes moules, et j'en extrais
l'appareil achevé et dans un parfait état de solidité. Alors je fixe au dentier des ressorts en spi-
rale, et il ne me reste plus qu'à le poser.

Pour surcroît de précaution et de crainte qu'il
n'existe encore quelque léger défaut dans l'ajustement de la base, je trempe préalablement l'appareil dans de l'eau chaude durant une ou deux
secondes, et je l'introduis dans la bouche, où les
corrections s'opèrent, comme je l'ai dit, d'elles-

mêmes et avec une précision inconnue jusqu'ici.

De quelle autre substance, je le demande, serait-il possible d'attendre d'aussi merveilleux résultats?

Les encouragements ne m'ayant pas manqué, et l'hommage unanime rendu aux dentiers de Gutta-Percha par les personnes qui en font usage, m'ont engagé à les populariser en publiant ma découverte.

DES PIÈCES MÉTALLIQUES REVÊTUES DE GUTTA-PERCHA.

Tout se lie et s'enchaîne dans les arts aussi bien que dans les sciences : un perfectionnement est toujours un acheminement vers un autre.

Il arrive fréquemment, chez les personnes affligées de la perte d'une ou de plusieurs dents, que l'existence des racines, maintenant les mâchoires à leur hauteur normale, interdit par conséquent les fausses gencives ; il devient, en ce cas, indispensable de monter les dents sur des plaques métalliques. Mais, d'un autre côté, il n'est pas rare de rencontrer des sujets chez lesquels les membranes de la bouche ne souffrent qu'avec peine le contact des métaux : cette difficulté jusqu'à présent semblait insurmontable ;

— 48 —

l'intervention de la Gutta-Percha m'a permis de triompher de cet obstacle. J'enveloppe le métal d'une légère couche de cette gomme, qui l'isole, et neutralise la souffrance, en même temps que l'ajustement est rendu plus parfait.

J'ai recours à un procédé analogue lorsque les dents qui servent à fixer les supports sont sensibles. J'enveloppe ces derniers d'un coussinet de Gutta-Percha.

Existe-t-il un vide dans les gencives au-dessous des pièces métalliques, rien n'est plus facile que de le combler au moyen de cette substance, et je puis même, pour mieux copier la nature, façonner, à l'aide de la Gutta-Percha, des arcades gengivales exactement semblables à celles qui se dessinent au collet des dents.

CRITIQUE DONT LA GUTTA-PERCHA SERA L'OBJET.

Quand Dubois de Chémant, chirurgien de Paris, inventa les dents minérales, cet immense perfectionnement apporté à l'art du dentiste, il se mit à l'abri de la contrefaçon sous un brevet d'invention. Aussitôt il fut indignement critiqué, décrié, déchiré par une nuée de détracteurs intéressés à discréditer sa découverte, au grand détriment du public.

Voici ce qu'on trouve à ce sujet dans l'ouvrage du docteur de la Barre père, intitulé *Traité de la partie mécanique de l'art du dentiste*, publié en 1820 :

« M. de Chémant désigna ses compositions sous le nom de *pâtes minérales incorruptibles ;* il prit un brevet d'invention par lequel il avait seul le droit, pendant quinze ans, de fabriquer ces espèces de dents.

» Quelques dentistes réputés, craignant de voir une partie de leur clientèle s'écouler chez le confrère innovateur, lui cherchèrent querelle. Ils se liguèrent et lui intentèrent un procès, dans lequel ils lui contestaient le mérite de l'invention, l'attribuant à un apothicaire, nommé Duchâteau. Ils ne purent prouver leurs allégations et perdirent. Ils lui suscitèrent d'autres tracasseries telles que de lui faire démolir le four qu'il avait à la fabrique de Sèvres ; mais M. d'Arcet lui donna le plan d'un autre qu'il bâtit chez lui, et dont il n'a, depuis ce temps, cessé de faire usage.

» Un dentiste, M. Dubois Foucou, chercha à établir, par la voie des journaux, que l'emploi de la pâte minérale était non seulement mauvais, mais encore dangereux ; il prétendit que les pièces artificielles de M. de Chémant se dissolvaient dans la bouche, où elles entretenaient un goût métallique qui nuisait à la santé de ceux qui en faisaient usage.

» Des expériences exactes faites par MM. Sage et d'Arcet prouvèrent que ces suppositions étaient gratuites, et que la composition de M. de Chémant ne s'altérait pas plus dans la bouche que ne le ferait la porcelaine elle-même, à moins que la vitrification ne fût point parfaite.

» M. de Chémant, victorieux de ses adversaires, passa en Angleterre, pensant avec raison qu'il pourrait tirer un meilleur parti de sa découverte, qui fut délaissée dans le pays où elle avait pris naissance, tandis qu'une nation voisine profitait des avantages qu'elle présentait. »

Le plus singulier de cette affaire, c'est que ce même *Dubois* Foucou, qui s'était prononcé avec un si violent acharnement contre l'emploi des dents minérales, profitant d'une sorte d'homonymie, fut le premier à exploiter la découverte de *Dubois* de Chémant le jour même où l'expiration du brevet cessa de garantir le monopole à l'inventeur ; démentant ainsi sans pudeur ses paroles par ses propres actes, et prouvant que ses clameurs furibondes n'avaient eu d'autre cause que la plus basse jalousie, d'autre but que le plus sordide intérêt.

Un romancier fameux a peint, dans un livre trop peu connu, *les souffrances d'un inventeur*, les dégoûts, les déboires, les obstacles, les mortifications, les amères épreuves, enfin, dont le dédain et l'envie abreuvent les *chercheurs* convaincus qui s'efforcent de mettre une idée neuve au service de l'humanité. Il semble que, loin de leur tenir compte de leurs veilles et de leurs travaux, on conspire pour leur en dérober la gloire, quand on ne peut leur en ravir le fruit.

Je crois devoir m'élever contre cette malveillance systématique, car tout récemment j'ai manqué d'en être victime.

De longues études, appuyées d'expériences multipliées, m'ont conduit à découvrir que les dents, chez les enfants en bas âge, ne percent pas de force les gencives, ainsi qu'une aiguille qui traverserait une étoffe ou qu'un poinçon qui percerait un parchemin. J'avais, il est vrai, à combattre, dans cette question d'une si haute importance, un préjugé généralement et depuis longtemps enraciné même parmi les gens de l'art, ce qui est attesté par ce dicton universellement adopté :

« *Tel enfant est malade parce qu'il perce ses*
» *dents.* »

J'ai démontré, dans un ouvrage spécial, publié
sous ce titre : *Des accidents de dentition* (1), que
les dents sont portées vers les gencives par le développement du tissu spongieux de l'os maxillaire,
coïncidant avec la formation d'un petit corps fun-
giforme interposé entre la gencive et la dent nais-
sante, lequel ronge, dévore et absorbe tous les obstacles qui pourraient s'opposer à la sortie de cette
dernière.

J'ai établi d'une manière incontestable et par
des témoignages irrécusables tirés de l'examen
anatomique, qu'on ne saurait désormais attribuer
les accidents de la dentition aux efforts que feraient
les dents pour perforer les gencives.

J'ai prouvé qu'il se produit tout simplement
dans ces organes, chez les enfants en bas âge, un
chatouillement auquel j'ai donné le nom de *pru-*
rit de dentition, dont l'effet est de porter ces petits êtres à se frotter constamment les mâchoires
avec les doigts. Ce prurit, par sa persistance et son
développement, agace et irrite le système ner-

(1) *Des accidents de dentition chez les enfants en bas âge,*
moyens de les combattre. 1 vol. in-8. Chez Victor Masson, libraire-
éditeur, 17, place de l'École-de-Médecine.

veux, trouble le sommeil, puis les fonctions digestives, et ne tarde pas à compromettre la santé et jusqu'à la vie des nourrissons.

J'ai indiqué, dans le but de prévenir ces ravages très souvent mortels, un topique que j'ai appelé *sirop de dentition,* et qui, appliqué sous forme de frictions sur les membranes de la bouche, possède la propriété de faire cesser presque instantanément ce prurit, qui engendre particulièrement des convulsions.

Aussi longtemps que l'efficacité de ce dentifrice n'a point été publiquement constatée, la malveillance ne s'y est point arrêtée; mais depuis que les mères ont fait sur leurs jeunes enfants l'expérience de ce sirop, tranchons le mot, depuis que sa réputation est faite, il n'est sorte de moyens qu'on n'ait mis en usage pour lui nuire et en paralyser la vente. N'a-t-on pas été jusqu'à le dénoncer au parquet comme remède secret? Heureusement que la magistrature, étant au-dessus des passions et des haines, a fait justice des méchants.

Il en est déjà de même pour la Gutta-Percha. Tant que je me suis contenté de l'exploiter à huis clos, on a profité de mon silence pour chercher à étouffer cette nouvelle découverte. Aujourd'hui que je mets le public dans ma confidence, je m'attends bien à voir tous ceux dont elle compromet les intérêts se liguer et se déchaîner contre moi; mais j'ai décrit mes procédés, et le plus simple bon sens fait reconnaître l'immense supériorité de la Gutta-Percha sur toutes les matières employées jusqu'à ce jour à la construction des dentures artificielles. En effet, cette substance est très douce; ramollie dans de l'eau bouillante, elle se moule exactement sur tous les contours des mâchoires; elle se modifie à volonté, et, une fois refroidie, elle acquiert une solidité à toute épreuve. Enfin, légèrement élastique, parfaitement inodore, et inaltérable sous l'influence des fluides de la bouche, que peut-on désirer de plus complet et de plus heureux?

FIN.

TABLE.

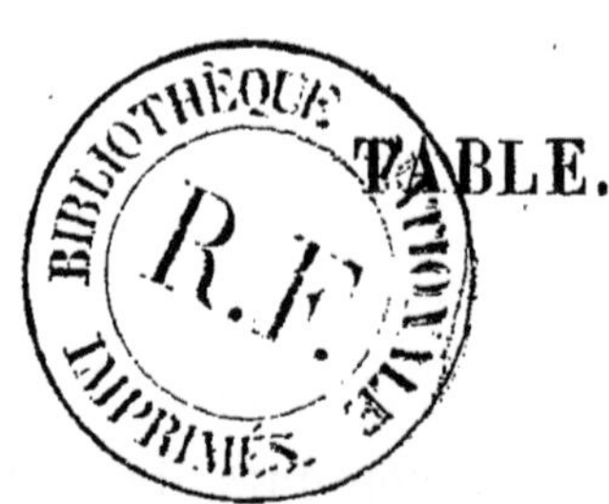

CHAPITRE PREMIER. — Introduction. — Histoire naturelle de la Gutta-Percha, découverte de ce produit végétal, ses propriétés. — Purification de la Gutta-Percha. — Des usages actuels de la Gutta-Percha ; rôle qu'elle joue dans les arts, dans la médecine, dans l'industrie, dans l'économie domestique, etc.   1

CHAPITRE II. — Des dentures artificielles montées sur Gutta-Percha. — Des substances employées jusqu'ici comme bases des dentiers. — De l'immense avantage des bases de Gutta-Percha. — Critique dont ce travail sera l'objet à cause du brevet d'invention. — Bon sens du public.   29